Sur un Cas

DE RÉTRACTION

DE L'APONÉVROSE PALMAIRE

Très fortement améliorée

PAR LES

Applications locales des Boues de Dax et les Vapeurs naturelles des Sources

Par le Dr A. LARAUZA

MÉDECIN DES THERMES DE DAX

Membre correspondant de la Société d'Hydrologie Médicale de Paris,
de la Société de Médecine et de Chirurgie de Bordeaux,
Membre de la Société Française d'Hygiène

SUIVI D'UNE NOTE

SUR LA TECHNIQUE

Et la Physiologie Thérapeuthique

DES BOUES MINÉRALES

Par le Dr P. DELMAS

Médecin - Inspecteur des Services Hydrothérapiques
des Hôpitaux de Bordeaux
Prix Desportes (Académie de Médecine), etc.

DAX

IMPRIMERIE-RELIURE, H. LABÈQUE, 11, RUE DES CARMES

1895

SUR UN CAS

DE RÉTRACTION

DE L'APONÉVROSE PALMAIRE

Très-fortement améliorée

PAR LES

Applications locales de Boues de Dax et les Vapeurs naturelles des Sources

Par le Dr A. LARAUZA

MÉDECIN DES THERMES DE DAX

*Membre correspondant de la Société d'Hydrologie Medicale de Paris,
de la Société de Médecine et de Chirurgie de Bordeaux,
Membre de la Société Française d'Hygiène*

SUIVI D'UNE NOTE

SUR LA TECHNIQUE

Et la Physiologie Thérapeutique

DES BOUES MINÉRALES

Par le Dr P. DELMAS

*Médecin - Inspecteur des Services Hydrothérapiques
des Hôpitaux de Bordeaux
Prix Desportes (Académie de Médecine), etc.*

DAX

IMPRIMERIE-RELIURE H. LABÈQUE, 11, RUE DES CARMES

1894

DAX
Imprimerie-Reliure HAZAEL LABÈQUE
11, rue des Carmes.

SUR UN CAS

DE RÉTRACTION

DE L'APONÉVROSE PALMAIRE [1]

TRÈS-FORTEMENT AMÉLIORÉE

Par les Applications locales de Boues de Dax et les
Vapeurs naturelles des Sources

Par le Docteur A. LARAUZA

MÉDECIN DES THERMES DE DAX

———

La rétraction de l'aponévrose palmaire
est une affection relativement rare, qui se
rencontre quelquefois chez les manou-
vriers, chez ceux dont les mains sont
exposées, soit à des pressions modérées
mais fréquentes, soit à des chocs brus-
ques et intenses. Mais elle se produit également chez les hommes dont les mains
sont rarement soumises à des pressions et
à des chocs. Dans ces cas, cette affection

(1) Travail communiqué à la Société de Médecine
et de Chirurgie de Bordeaux, séance du 16 mars 1894.

est le plus souvent une manifestation de la diathèse arthritique.

Quelle que soit d'ailleurs la nature de son origine, la rétraction de l'aponévrose palmaire est une affection des plus tenaces, à marche lente, mais fatalement progressive. Lorsque la maladie est à son début, les cataplasmes, les onctions iodurées, mercurielles, belladonées, etc., donnent parfois d'assez bons résultats ; mais souvent aussi on ne retire aucun profit de ces topiques.

Plus tard, lorsque les brides paraissent déjà formées, ces mêmes moyens, associés à l'iodure de potassium pris à l'intérieur, ne produisent pas ordinairement de meilleurs effets.

Quand la maladie est confirmée, lorsqu'il y a un obstacle matériel à l'extension des doigts, il faut le rompre ou l'enlever.

L'extension forcée donne la plupart du temps des résultats absolument négatifs ; aussi est-on le plus souvent obligé d'avoir recours à la section des brides fibreuses. Mais cette opération, toujours délicate, est elle-même rarement suivie d'un succés complet.

Dans ces derniéres années, nous avons

eu l'occasion de soigner quelques malades atteints de rétraction plus ou moins accusée de l'aponévrose palmaire. Dans ces cas les *applications locales de boues hyperthermales* suivies de douches minérales chaudes et les étuves partielles alimentées par les vapeurs naturelles des sources, nous ont donné des résultats assez satisfaisants. Aussi, avons-nous cru utile de faire connaître l'observation suivante :

M. R..., cinquante-sept ans, brasseur, vint au mois de décembre 1892 faire une saison aux Thermes de Dax.

Ce malade, d'une constitution robuste, a eu, à l'âge de dix-huit ans, une crise de rhumatisme articulaire aigu généralisée. Quelques mois après, il fit une saison à Aix et resta pendant une douzaine d'années sans ressentir de nouvelles douleurs articulaires. En 1881, à la suite d'une fracture de côte, le malade eut une crise de goutte subaiguë qui resta localisée pendant une dizaine de jours dans le gros orteil droit. En 1883, nouvelle crise de goutte subaiguë qui envahit d'abord les deux gros orteils et puis les articulations tibio-tarsiennes. Pendant plusieurs années, le malade ne souffre que de douleurs musculaires erratiques légères. Enfin, en 1890, il a une troisième crise qui débute par le genou droit et envahit successivement le genou gauche, les articulations métatarso-phalangiennes et tibio-tarsiennes.

Le début de la rétraction de l'aponévrose palmaire, pour laquelle il vient à Dax, remonte au mois de décembre 1891. A cette époque, le malade a commencé par éprouver une gêne dans l'extension des trois derniers doigts de la main droite. Quelques temps après, des indurations se sont formées à la face palmaire. Ces indurations, d'abord indolentes, sont ensuite devenues douloureuses à la pression et en même temps la gêne dans l'extension s'est accentuée.

La flexion a débuté par la première phalange de l'auriculaire ; la seconde phalange s'est inclinée ensuite sur la première ; puis l'annulaire et le médius se sont successivement fléchis de la même façon.

Lorsque nous examinons la main droite de ce malade, à son arrivée aux Thermes, la première chose qui nous frappe c'est l'attitude des trois derniers doigts qui sont à demi-fléchis sur la paume de la main ; la flexion de l'auriculaire est plus prononcée que la flexion de l'annulaire et du médius.

Le malade ne peut pas redresser ces doigts. Lorsque nous essayons de les mettre dans l'extension, nous sommes vite arrêté par une véritable corde tendue, résistante, partant de la face antérieure de la première phalange de ces doigts et venant se perdre dans la paume de la main, en suivant la direction des tendons fléchisseurs Mais les tendons ne sont pas seuls en cause ; l'aponévrose et la peau ont certainement participé à la rétraction. En effet, la peau est sèche, épaisse, adhérente et présente des plis transversaux. Nous constatons, à ce niveau, des nodosités accentuées, mais de volume inégal, ce qui fait que les cordes saillantes sont tout à la fois irrégulières, noueuses, déformées. Les mouvements d'extension, provoqués, sont très douloureux.

Ces nodosités sont aussi le siège de douleurs spontanées, constantes, plus intenses la nuit que le jour et s'accentuant encore davantage sous l'influence des variations atmosphériques. De plus, le malade éprouve dans la main une sensation continuelle de froid.

Le pouce et l'index ne sont pas rétractés mais nous constatons une atrophie assez considérable des muscles des éminences thénar et hypothénar. Le malade ne peut pas opposer le pouce à l'index et est dans l'impossibilité absolue de s'habiller seul.

Les muscles de l'avant-bras droit sont légèrement atrophiés.

Les diverses articulations ne présentent rien de particulier à signaler ; il existe cependant de légers craquements dans les deux genoux. Le malade souffre également de douleurs musculaires erratiques. Son état général est satisfaisant : l'auscultation des poumons et du cœur ne présente rien d'anormal. Les urines, nous dit le malade, sont de temps en temps chargées d'un sédiment rouge jaunâtre, granuleux, qui adhère au fond et aux parois. du vase.

Nous prescrivons le traitement suivant : le matin, applications locales de boues hyperthermales sur la main malade, de vingt minutes de durée, suivies d'une douche en pomme d'arrosoir, localisée pendant cinq minutes sur la main, à une température de 38° à 40° C. et généralisée durant une minute à 35° C. L'après-midi, étuves partielles alimentées par les vapeurs naturelles des sources, de quinze minutes de durée, suivies de douches en pomme d'arrosoir, *ut supra*.

A partir du douzième jour, nous portons la durée des applications locales de boues à trente minutes et celle des étuves partielles à vingt minutes.

Sous l'influence de ce traitement, les douleurs spontanées qui, à l'arrivée, étaient assez prononcées pour empêcher tout sommeil, s'atténuent beaucoup vers le dixième jour et, à partir de ce moment, le malade peut dormir tranquillement.

Quelques jours après, l'extension provoquée des trois derniers doigts devient moins douloureuse ; la dureté de la peau diminue et les nodosités sont moins marquées.

Lorsque M. R... quitte Dax, après trente jours de traitement, la flexion des doigts est beaucoup moins accusée, l'atrophie des muscles des éminences thénar et hypothénar a considérablement diminué et le malade peut exécuter spontanément les mouvements d'extension, qui restent cependant encore limités, opposer le douce à l'index, saisir un objet entre ces deux doigts, s'habiller seul, ce qui lui était absolument impossible à son arrivée à Dax.

Ces bons résultats sont devenus encore plus manifestes quelques mois après la cure thermale. Aussi, M R... est-il venu faire une seconde saison au mois d'octobre 1893.

Lorsque nous l'examinons, nous constatons que l'atrophie des muscles des éminences thénar et hypothénar a pour ainsi dire complètement disparu. Les nodosités persistent encore, mais elles sont moins volumineuses. La peau est moins ridée, moins sèche, ses adhérences sont beaucoup moins accusées. Aussi, les doigts sont-ils moins fléchis et les mouvements d'extension, quoique encore incomplets, se font-ils spontanément et sans douleur. L'état général du malade est excellent.

Nous prescrivons le même traitement que l'an dernier : applications locales de boues, d'une durée progressive de vingt à quarante minutes et étuves partielles, de quinze à vingt minutes, suivies de douches en pomme d'arro-

soir, localisées sur la main pendant cinq à dix
minutes, à une température de 40° C. et géné-
ralisées à 35° C. pendant deux minutes

Le malade a suivi ce traitement durant un
mois ; il part des Thermes très fortement
amélioré. En effet, les mouvements d'extension
des doigts ont recouvré presque toute leur
amplitude ; le malade peut saisir un objet à
pleine main, les nodosités sont à peine appa-
rentes, la peau est moins épaisse et n'est plus
adhérente qu'à certains points.

Cette observation nous a paru intéressante à publier pour plusieurs motifs.
D'abord, la rétraction de l'aponévrose palmaire est loin d'être une affection fréquen-
te, même lorsqu'elle est d'origine arthritique. Le docteur Lecorché, dans son *Traité
théorique et pratique de la goutte,* dit qu'il
n'en a observé qu'un seul cas. Or, le fait
que nous venons de citer est bien d'origine
arthritique. En effet, le malade, après
avoir eu dans sa jeunesse une crise de
rhumatisme articulaire aigu généralisée, a
été plus tard atteint de plusieurs crises de
goutte, dont la première, fait à signaler, a
été provoquée par une fracture de côte.

Mais, en dehors de ces particularités
intéressantes, il est un point sur lequel
nous désirons insister d'une façon toute

spéciale. Indépendamment du traitement qu'il a suivi à Dax, le malade n'a pris comme médication, pendant l'intervalle des deux saisons, qu'une petite quantité d'iodure de potassium. C'est donc surtout au traitement thermal que doivent être attribués les bons résultats que nous venons de signaler.

Les boues hyperthermales de Dax et les étuves partielles alimentées par les vapeurs naturelles des sources minérales ont, en effet, une action franchement résolutive dans les manifestations arthritiques, tenaces, frappant plus particulièrement les tissus fibreux. C'est pourquoi nous nous permettons, en terminant, d'attirer l'attention de nos confrères sur le mode de traitement que nous avons employé dans cette circonstance et qui nous a donné des résultats satisfaisants dans un certain nombre de cas analogues.

NOTE

Sur la Physiologie thérapeutique des Boues minérales [1]

Par le Docteur PAUL DELMAS

Inspecteur du service hydrothérapique des hôpitaux de Bordeaux

---

L'observation fort intéressante que M. Larauza vient de communiquer à la Société (2) nous a remis en mémoire plusieurs faits analogues.

Notre surprise fut même grande, avouons-le, lorsque, pour la première fois, nous remarquâmes l'action résolutive si puissante des boues minérales de Dax en applications locales à *haute thermalité* dans la rétraction des aponévroses et gaines tendineuses.

Comme notre confrère, nous avions soin de conseiller des applications prolongées à 48° et 49°, limite extrême de la tolérance des tissus.

(1) Communication faite à la Société de Médecine et de Chirurgie de Bordeaux dans la séance du 16 mars 1894.

(2) Sur un cas de rétraction de l'aponévrose palmaire fortement améliorée par les applications locales de Boues et les Étuves partielles.

On les faisait suivre de douches locales hyperthermales de 40° à 45°, selon le cas, alternées
avec des fumigations pratiquées sur les orifices
mêmes du bassin de captage des sources.

Jusqu'en 1871, cette formule balnéaire
n'existait pas à Dax. A cette époque, nous
l'imaginâmes de concert avec Larauza père.
Dans ce but, des appareils métalliques à dou-
ble enveloppe, parcourus par la valeur minérale surchauffée, maintenaient les boues
appliquées sur un point limité du corps, à des
températures excessives, réglées seulement
par la tolérance des malades.

Depuis lors, ce procédé primitif a été fort
simplifié en employant les boues surchauffées
plus simplement par les vapeurs minérales
sous pression.

On établit ainsi facilement une série de zones
concentriques, à températures croissantes de
l'intérieur à l'extérieur. Par ce procédé, on
retarde le refroidissement de la masse avec
d'autant plus d'efficacité, que la capacité
calorique de la boue minérale de Dax est
considérable et sa conductibilité assez faible.

Au début de cette pratique thermale, on
s'est borné à employer cette formule dans les
localisations articulaires d'origine rhumatis-
male surtout. Et en raison des résultats rapi-
des obtenus, elle a été essayée dans les
rétractions fibreuses de même origine.

Frappé de l'action résolutive si puissante de ces boues hyperthermales et minérales, nous nous sommes demandé quelle pourrait bien en être l'origine.

Sans nul doute, leurs effets caloriques devaient être invoqués. Mais, seuls mis en cause, ils ne nous paraissaient pas justifier les effets thérapeutiques constatés. Volontiers, nous invoquions l'action topique minérale de ce cataplasme résolutif d'un nouveau genre.

Quelle que soit leur origine, on sait que les boues minérales constituent des composés essentiellement instables. La sensibilité de certains de leurs sels composants à l'action réductrice de l'oxygène de l'air détermine la formation de sels nouveaux et de courants électriques à *l'état naissant*.

Les boues minérales de Dax, par exemple, sont à l'origine une simple agglomération limoneuse de l'Adour, d'aspect jaunâtre. Déposées sur les griffons d'une eau minérale hyperthermale sulfatée mixte, elles prennent insensiblement une couleur grise, puis noire au fur et à mesure que l'eau minérale leur abandonne ses sels : carbonate, sulfate et oxyde de fer. Ce phénomène est dû à l'action des *hydrophytes*, plantes thermales prenant naissance à la surface de ces eaux, exposées aux rayons solaires et s'emparant d'une partie de l'acide carbonique de ces sels.

Les bicarbonates, passant à l'état de car-
bonates insolubles, sont précipités et les sul-
fates décomposés à leur tour ; leurs sels
dérivés s'emparent du fer et ils forment un
sulfure donnant à la boue sa couleur noirâtre
et son odeur *sui generis*, caractéristique. (1)

Ainsi formée lentement, expose-t-on cette
boue au contact de l'air, elle perd rapidement
sa couleur noire, prenant celle du gris de fer
au fur et à mesure de la rédaction du sulfure
par l'oxygène atmosphérique.

Il est de toute évidence que ces divers actes
de biologie chimique dont la boue minérale est
le siège ne sauraient évoluer et passer inaper-
çus pour l'organisme mis en contact avec un
tel agent. Et, le calorique à haute dose, source
d'énergie précieuse, doit activer ces effets au
plus haut degré.

Des expériences fort intéressantes sur les

(1) Hector Serres. Bulletins de la Société de
Borda, t. I. 1876, p. 17 et suiv.

Consulter également du même auteur :

Considérations sur les boues végéto-minérales et
thermales de Dax. *Comptes-Rendus du Congrès de
Dax*, 1882, p. 271 et suiv.

Les boues végéto-minérales et thermales de Dax.
*Compte-Rendu du Congrès international d'Hydrologie
de Biarritz*. 1886, p 154.

P. Delmas et L. Larauza. *Étude comparative sur
les boues minérales françaises et allemandes*, 1872.

*Dict. de Thérapeutique, de matière médicale, de
Pharmacologie, de Toxicologie et des Eaux minérales*,
de Dujardin-Beaumetz, 7e fasc. Art. *Dax*, p. 204 et
207. Paris, O. Doin, édit.

limons de la mer Noire, faites par M. Verigo, professeur à l'Université d'Odessa et communiquées au Congrès d'Hydrologie de Biarritz de 1886, ont bien confirmé cette manière de voir. Ce savant expérimentateur a présenté sous un jour fort original le rôle des microorganismes dans la formation et le développement des boues minérales et secondairement celles de leurs effets thérapeutiques.

Les limons d'Odessa constituent des boues noires salines provenant d'anciens terrains couverts par les eaux de la mer Noire. Aujourd'hui séparés d'elle et situés en certains points en contre-bas de son niveau, ces terrains sont infiltrés ou même couverts par des eaux saumâtres ou salées d'infiltration.

Très noires au moment de leur extraction, ces boues prennent une teinte grise sous l'action réductrice de l'oxygène atmosphérique. Les remet-on sous l'eau minérale, elles reprennent vite leur couleur noire et leur plasticité.

Dans le premier cas, dit l'auteur, la réaction principale, représentée par la réduction du sulfure de fer, se fait aux dépens de l'oxygène de l'air agissant en vertu du caractère *exothermique* de la réaction. Dans le second, la reconstitution du sulfure de fer se ferait aux dépens de l'oxygène de l'oxyde de fer « ce « dernier phénomène *endothermique* nécessi- « terait une dépense d'énergie et par suite

« des conditions particulières. (1). » M. Verigo suppose que cette source d'énergie est produite par la force vitale des microorganismes anaérobiens, lesquels ont la propriété de déterminer l'oxydation aux dépens de l'oxygène entrant comme élément d'un corps composé.

Pour s'en assurer, il a fait les curieuses expériences suivantes, dont le résumé terminera cette simple note, sur un sujet susceptible de développements considérables.

L'auteur expose à l'air une couche mince de boue minérale. Bientôt, elle est réduite en une masse grise, sèche, sablonneuse, facile à pulvériser.

Une partie de cette boue, devenue inerte en apparence, est mise dans une éprouvette et recouverte d'eau du limon. Des tâches noires se montrent bientôt à sa surface. Elles gagnent en profondeur et la masse entière reprend sa couleur noire et sa consistance plastique. La boue est reconstituée.

Ce premier fait constaté, deux échantillons de la même boue grise desséchée sont placés dans deux tubes et mouillés avec l'eau du

(1) Verigo, professeur à l'Université d'Odessa. Structure géologique des terrains séparant les limons d'Odessa et la mer Noire et son influence sur la composition de l'eau des limons. (Comptes-rendus du Congrès international d'Hydrologie et de Climatologie de Biarritz, 1886, p. 159 et suiv.

limon ; puis ces tubes sont scellés à la lampe et l'un d'eux est porté à une température de 120° Celsius pendant quelques heures, de manière à détruire les microorganismes.

Cela fait, les deux tubes sont soumis aux mêmes conditions de température ambiante et d'éclairage.

Dans le tube non soumis à la chaleur, dès le troisième jour, des tâches noires paraissent et la transformation en boue noire plastique normale s'effectue rapidement.

Dans le second tube soumis à la chaleur préalablement, aucune transformation après deux mois et demi d'attente. Après trois mois la pointe du tube est cassée et l'air extérieur pénètre ; aucun changement ne se produit encore après une nouvelle attente de trois semaines.

M. Verigo prend alors à l'extrêmité d'une aiguille de platine stérilisée au feu gros comme une tête d'épingle de boue noire normale qu'il mélange à la couche superficielle de boue stérilisée.

Dès le second jour, cette couche superficielle est le siége d'une transformation caractéristique et, au bout d'une semaine, la boue noire normale est reconstituée avec tous ses caractères.

Pour l'auteur, l'activité de ces microorganismes a procuré l'*énergie* nécessaire pour déterminer une nouvelle action endothermique aux dépens de l'oxygène de l'air et il appelle l'ensemble de ce phénomène remarquable *la respiration de la boue*. (1)

La flore thermale a un rôle prépondérant dans la formation des boues minérales, son action médicatrice et de même celle qu'elle a sur les eaux minérales ne sauraient être dédaignées. Elle nous paraît même comporter des études cliniques et des recherches nouvelles dans la voie si bien tracée par notre savant confrère russe.

Nous sommes même obligé d'avouer que l'étude des flores thermales n'a pas encore reçu en France tout le développement que comportent la richesse et la variété de nos nombreuses sources minérales.

A cet égard, on semble l'avoir mieux compris à l'étranger où on est même en avance sur notre pays, si nous en jugeons par la communication de M. Amos Calderon, inspecteur des eaux de Cestona, au Congrès International d'Hydrologie et de Climatologie de Paris en 1889, faite à l'occasion de l'intéressant mémoire de M. Schlemmer (du Mont-Dore). Ce dernier a étudié les microorganismes contenus dans les eaux minérales, leur influence sur la composition et la propriété de ces eaux et les rapports de la doctrine mi-

(1) Loc. cit., p. 168

crobienne avec la thérapeutique thermale (1).

D'après notre savant confrère espagnol dont les travaux ont bien contribué à faire adopter ces mesures, en Espagne, tous les médecins hydrologues officiels sont dans l'obligation absolue de bien connaître la flore thermale ; « et toute demande de déclaration d'utilité « publique pour une nouvelle source doit être « accompagnée, indépendamment d'une ana- « lyse physico-chimique, de l'étude mico- « graphique, envisagée principalement au « point de vue de la flore correspondante (2). »

Si cette simple note a pu intéresser nos collègues, nous nous en applaudirons d'autant plus que l'action thérapeutique des plantes thermales au sein des boues minérales nous a toujours paru de grande importance et mériter une attention bien justifiée par la clinique elle-même.

---

(1) Comptes-rendus du Congrès de Paris, 1889, p. 283.
(2) Comptes-rendus du Congrès de Paris, p. 296.

37

TRAVAUX DES AUTEURS

SUR LA STATION DE DAX

———❋———

Drs **DELMAS ET L. LARAUZA.** — DAX. — Ses Eaux - Ses Boues. (*Annales d'Hydrologie*, 1872).

— Des Stations de Boues Minérales Françaises et Allemandes (*Ann Hydr.* 1872).

= Du Rhumatisme aux Thermes de Dax (1875).

———

Dr **DELMAS.** — Des Stations de Boues Minérales, de celle de DAX en particulier. — *Congrès d'Hydrologie de Biarritz.* — 1886.

— Le Sanatorium des Thermes de Dax. — *Congrès de Pau,* 1892.

———

Dr **A. LARAUZA.** — Du Traitement des Maladies chroniques de l'organe utérin par les Eaux et les Boues de DAX. (*In Mémoires et Bulletins de la Société de Médecine et de Chirurgie de Bordeaux,* 1888).

— Contribution à l'étude des manifestations laryngées du Rhumatisme. (*In Revue générale de Clinique et Thérapeutique,* 1888).

— Du Traitement de la Névralgie Sciatique par les Eaux et Boues Minérales de Dax. (Paris 1889).

— Du traitement de certaines manifestations de la Scrofule et de la Tuberculose locale, par les Eaux-mères des Salines de Dax. (*Annales d'Hydrologie,* 1891).

— De la Médication Saline à Dax (*Congrès pour l'avancement des sciences.* -- Pau, 1892).

———